CONSIDÉRATIONS GÉNÉRALES
SUR LES VARICES
ET
LEUR TRAITEMENT.

N° 275.

THÈSE

Présentée et soutenue à la Faculté de Médecine de Paris, le 5 août 1837, pour obtenir le grade de Docteur en Médecine ;

Par EDMOND LAFAYE, de Saint-Orse
(Dordogne).

Da veniam scriptis quorum non gloria nobis.
(OVIDE.)

PARIS.

IMPRIMERIE ET FONDERIE DE RIGNOUX ET Ce,
IMPRIMEURS DE LA FACULTÉ DE MÉDECINE,
Rue des Francs-Bourgeois-Saint-Michel, 8.

1837.

FACULTÉ DE MÉDECINE DE PARIS.

Professeurs.

M. ORFILA, DOYEN. MM.
Anatomie.................................... BRESCHET.
Physiologie.................................. BÉRARD (aîné).
Chimie médicale.......................... ORFILA.
Physique médicale....................... PELLETAN.
Histoire naturelle médicale............. RICHARD.
Pharmacologie.............................. ....
Hygiène...................................... ....
Pathologie chirurgicale................. { MARJOLIN. / GERDY.
Pathologie médicale..................... { DUMÉRIL, Examinateur. / ANDRAL.
Anatomie pathologique................. CRUVEILHIER.
Pathologie et thérapeutique générales.... BROUSSAIS.
Opérations et appareils.................. RICHERAND.
Thérapeutique et matière médicale..... ALIBERT.
Médecine légale........................... ADELON.
Accouchements, maladies des femmes en couches et des enfants nouveau-nés..... MOREAU.
Clinique médicale......................... { FOUQUIER. / BOUILLAUD. / CHOMEL. / ROSTAN.
Clinique chirurgicale..................... { JULES CLOQUET. / SANSON (aîné), Examinateur. / ROUX, Examinateur. / VELPEAU, Président.
Clinique d'accouchements.............. DUBOIS (PAUL).

Agrégés en exercice.

MM. BÉRARD (AUGUSTE). MM. JOBERT.
BOUCHARDAT.   LAUGIER.
BOYER (PHILIPPE), Examinateur. LESUEUR.
BROUSSAIS (CASIMIR).   MÉNIÈRE.
BUSSY.   MICHON.
DALMAS.   MONOD.
DANYAU.   REQUIN.
DUBOIS (FRÉDÉRIC).   ROBERT.
GUÉRARD.   ROYER-COLLARD.
GUILLOT.   VIDAL, Examinateur.

Par délibération du 9 décembre 1798, l'École a arrêté que les opinions émises dans les dissertations qui lui seront présentées doivent être considérées comme propres à leurs auteurs, et qu'elle n'entend leur donner aucune approbation ni improbation.

CONSIDÉRATIONS GÉNÉRALES
SUR LES VARICES
ET
LEUR TRAITEMENT.

Le but que je me propose en abordant ce sujet n'est pas de le traiter à fond, ni d'émettre aucune idée neuve; le cadre que doit embrasser une thèse est trop restreint pour y développer d'une manière convenable une question aussi vaste que l'est celle des varices.

Je désire seulement présenter quelques considérations générales sur cette maladie, et passer en revue les différents modes de traitement qui ont été mis en usage jusqu'à ce jour. J'ai cru devoir accorder la préférence à celui que M. le professeur Velpeau emploie à sa clinique qui m'a paru être le plus certain, le moins dangereux, et entraînant le plus rarement la phlébite.

On appelle *varices* la dilatation permanente des veines. Ce mot nous vient du latin *varix, variare*; ce nom leur a été donné à cause des sinuosités nombreuses que décrivent les veines. Les Grecs l'appelaient χιρσός; les modernes, et en particulier M. Alibert, dans sa *Nosographie*, lui a donné le nom de *phlebectasie*, qui vient de φλεπς, *veines*, et de ειτασις, *dilatation*. Cette dénomination, quoique peu usitée, me paraît mieux convenir, parce qu'elle indique l'altération principale; tandis que l'autre ne remplit pas le même but. Je lui conserverai le nom de *varices*, qui est consacré par l'usage.

Avant d'entrer en matière, je crois devoir dire où j'ai puisé la classification que je présente, c'est dans l'excellente thèse de M. Briquet, que j'ai consultée.

1° *Élargissement simple des veines.*

Les veines, dans ce cas, présentent un calibre plus large que dans l'état normal. Si, par une cause quelconque, elles sont enlevées sur le vivant, comme M. Briquet a eu l'occasion de l'observer une fois sur une tumeur du sein opérée par Béclard, voici ce qu'on trouve : on voit que les parois se rétractent, reviennent sur elles-mêmes après avoir expulsé le sang de manière à oblitérer presque entièrement le calibre de la veine. Les parois ne présentaient rien de remarquable ni dans la texture, ni dans les valvules; de telle sorte qu'elles jouissent encore de leur élasticité contractile. Ce développement est produit par un obstacle à la circulation du sang, et on l'observe le plus souvent à la veine cave inférieure, causé par l'endurcissement du foie; aux jugulaires externes chez les individus qui font de grands efforts de respiration; enfin je dois ranger dans cette première division la dilatation qui a lieu dans l'anastomose.

2° *Dilatation avec épaississement des parois ou par hypertrophie.*

Cette espèce s'observe surtout sur les gros troncs veineux, tels que les saphènes. Les veines sont dilatées d'une manière uniforme, offrent un cordon droit, cylindrique, rénitent sous la peau; le calibre est augmenté, reste béant quand on le coupe par une section transversale. Les parois sont épaissies, dures, grisâtres; on pourrait les confondre avec les artères, si on n'y faisait pas attention. La membrane interne forme des plis longitudinaux, et se détache par plaques plus ou moins grandes. Au-dessous, la tunique moyenne présente un réseau inextricable de fibres dirigées transversalement et longitudinales; c'est sur cette partie des parois des veines que paraît porter l'hypertrophie. Il est généralement reconnu aujourd'hui que la tunique moyenne est celle qui jouit de la propriété contractile. Quant à la membrane externe, elle est plus dense, plus serrée, et fait adhérer fortement la veine au tissu cellulaire qui l'environne, et où elle creuse un sillon assez profond.

3° *Dilatation inégale avec épaississement ou amincissement des parois de la veine.*

On trouve ces dilatations occupant les principaux rameaux aux cuisses, aux jambes; les veines sont plus amples, offrent de l'inégalité dans leur diamètre; elles sont fusiformes, se renflent et se rétrécissent alternativement, de manière à imiter le corps d'un serpent. A sa section, les plis longitudinaux de la membrane interne ne présentent plus la même régularité; ils sont plus ou moins obliques et déjetés. En examinant la paroi à travers le jour, on voit qu'elle n'a plus partout la même épaisseur; dans certains endroits elle paraît transparente comme une feuille de papier; dans d'autres, elle est épaissie, et les fibres semblent réunies en paquet: ce qui démontre que les fibres ont été éraillées dans certains points, et malgré cela la veine est toujours cylindrique.

Lorsque la maladie est déjà avancée, les valvules commencent à s'altérer; on les trouve tantôt plus larges, tantôt plus étroites: on dirait que les valvules ont contribué à l'ampliation de la veine. Dans le premier cas, elles sont plus amples, flasques, le bord libre regardant en bas; le bord adhérent de transversal devient quelquefois longitudinal ou oblique; d'autres fois elles sont déformées et irrégulières; quelquefois on aperçoit des sinus au-dessous de ces valvules comme dans les artères. Si les renflements font des progrès, les veines deviennent de plus en plus sinueuses; alors les parois s'allongent considérablement, au point d'acquérir une étendue en longueur double et même triple de celle qu'elles présentaient auparavant. Quand on coupe les veines, elles présentent des renflements et des rétrécissements alternatifs, garnis de loges latérales comme les vésicules spermatiques. A ce degré, la désorganisation est complète; les membranes sont durcies, les valvules ont disparu, ou on en retrouve à peine les traces. La membrane externe est épaissie, dure, résistante; les lames sont serrées. Le tissu cellulaire qui l'unit aux parties voisines est blanc, mat, endurci; c'est lui qui par son adhérence maintient la courbure de la veine, et lui offre un sillon dans lequel est logée celle-ci.

L'on voit, d'après ce simple exposé, qu'on peut rapporter à trois ordres principaux sur le vivant la maladie des varices. Ainsi, dans le premier cas, ce sont les veines les plus superficielles et leurs dernières ramifications qui sont malades. On l'observe le plus fréquemment chez les femmes qui ont la peau fine; elle est rare chez l'homme; la peau paraît animée; elle est de couleur bleuâtre et on aperçoit très-bien la direction de la veine.

Le deuxième ordre comprend la dilatation des rameaux des saphènes; elle existe souvent réunie avec la lésion du tronc principal; elle se présente sous forme de tumeur qui est isolée dans une partie du membre, à la cuisse le plus souvent; d'autres fois les rameaux sont noueux, renflés et déprimés alternativement; les femmes enceintes sont fréquemment attaquées de ce genre de varices. C'est par cet ordre de vaisseaux que la phlébectasie commence le plus habituellement; elle est remarquable par l'extension extrême des vaisseaux, par les sinuosités qu'elle forme sous la peau, dont la couleur n'est pas changée.

Dans le troisième ordre le tronc principal est variqueux, tantôt présente un cordon droit résistant sur tout le trajet de la veine. C'est ordinairement chez les sujets forts et vigoureux qu'on l'observe le plus souvent; ceux qui ont eu les ulcères aux jambes qui ont produit l'inflammation de la veine; tantôt le tronc principal est tortueux, bosselé, alternativement étroit et renflé; décrivant des sinuosités analogues aux circumvolutions des intestins et du cerveau, situées dans le tissu cellulaire où elles se creusent des sillons. Leur siége le plus fréquent est à la partie interne des jambes et au mollet; la pression désemplit ces vaisseaux et on sent sous le doigt un canal flasque, mou. La peau peut ne pas avoir changé de couleur, ou être teinte en brun. Enfin, dans ce dernier cas, la maladie faisant des progrès, l'infiltration des membres ne tarde pas à arriver.

Il existe des dilatations variqueuses avec pulsation. M. Briquet en rapporte un cas très-curieux dans sa thèse; les pulsations isochrones à celles du pouls étaient sensibles à la vue et au toucher; la compression les faisait disparaître. Le malade sentait, disait-il, couler le sang de haut en bas, jusque dans la tumeur qui se dilatait beaucoup. Les symptômes s'amendèrent sous l'influence des émissions sanguines et du repos. Il n'y avait, du reste, ni maladie du cœur, ni tumeur dans le ventre.

Les tumeurs variqueuses sont des amas de veines inégalement dilatées et très-sinueuses, réunies en paquet. On les observe le plus souvent à l'hypogastre et à la cuisse. Tantôt elles sont formées par plusieurs varices entrelacées, et alors on voit arriver à la tumeur un ou deux rameaux de la veine qui concourent à la former. Tantôt ce sont les divisions d'une seule branche qui sont ramifiées et anastomosées à l'infini; ou d'autres fois encore par une seule veine variqueuse dont les sinuosités se sont accolées et réunies en groupe, comme on le voit arriver au pli du jarret.

Les auteurs ne sont pas d'accord sur les causes des varices. Jusqu'à ces derniers temps on avait pensé que la compression et l'atonie des parois pouvaient seules produire cette maladie; mais M. Briquet a voulu démontrer, dans son excellente thèse, que l'inflammation seule par des aberrations pouvait amener cette maladie. Pour moi je pense avec lui que l'inflammation joue un très-grand rôle dans sa production; mais je crois aussi que, dans certains cas, on trouve une cause plus directe dans la compression qui est établie directement sur les veines comme dans les cas de grossesse. C'est ordinairement du troisième au quatrième mois de la gestation qu'apparaissent les varices, alors que l'utérus a acquis un certain développement.

J'ai vu plusieurs femmes à la clinique de M. Dubois qui portaient des varices aux grandes lèvres et aux cuisses, lesquelles disparaissaient après l'accouchement, et avaient commencé et revenaient avec chaque grossesse. Il serait difficile de trouver plus de rapprochement de cause à effet que dans des cas semblables.

Je pourrais citer le varicocèle encore qui, dans les quatre-vingt-dix centièmes des cas, a lieu à gauche plutôt qu'à droite, là où il y a compression exercée par les matières contenues dans l'S iliaque du colon.

D'un autre côté chez un sujet fort et pléthorique, chez lequel les varices se sont développées à la suite d'ulcère aux jambes; on ne pourra pas nier la participation de l'inflammation dans ces cas-là, ainsi que dans beaucoup d'autres.

On sera forcé de convenir que si ces explications ne sont pas plausibles, du moins elles sont très-rationnelles.

Traitement.

Les anciens mettaient en usage divers procédés pour le traitement des varices; et en cela le grand nombre de remèdes prouve la non efficacité de chacun. Jusqu'à ces derniers temps, chaque praticien avait employé une méthode ou une autre sans qu'il y en eût aucune qui offrît un avantage bien réel. Aussi la thérapeutique des varices avait-elle fait peu de progrès. Jetons un coup d'œil rapide sur le traitement depuis Hippocrate jusqu'à nos jours. Et d'abord le père de la médecine, bien qu'il ne se soit pas occupé des varices d'une manière spéciale, conseille dans ses aphorismes, d'employer tantôt la compression, tantôt la ponction de la veine, et d'autres fois veut qu'on n'y touche pas. Celse, après lui, dit que toute veine nuisible doit être brûlée ou emportée par l'instrument tranchant. Après eux voyons-nous tous les chirurgiens qui se sont occupés de cette maladie, les uns, comme Gallien, blâmer les opérations pratiquées sur les varices et ne les traiter que lorsqu'elles menaçaient de se rompre.

D'autres, tels que Paul d'Égine, Aetius, Avicennes, conseillaient la ligature, l'excision et la compression. Fallope, Séverin, imitaient Gallien en s'abstenant d'opérer les varices. A. Paré employait les trois méthodes d'opération que nous avons citées. Guy de Chauliac conseillait de traiter l'humeur mélancolique, cause des varices, par la diète, de l'évacuer par les saignées, et d'opérer la veine variqueuse par la ligature, l'incision ou l'excision. On a fait justice depuis longtemps de l'humeur mélancolique, pour que j'en parle ici ; mais, ce qui nous est resté de cette méthode, c'est la ligature de la veine en deux endroits, et l'incision au milieu qui ont été pratiquées avec succès par les Fabrice de Hilden et d'Aquapendente.

Dionis voulait qu'on essayât d'abord la compression, puis la ponction, si la veine était droite, et l'excision si celle-ci était sinueuse. J.-L. Petit vante beaucoup la ponction de la veine quand elle est douloureuse, et pour obtenir la cure radicale, il faisait l'ablation ou l'incision suivant le cas.

On voit que les différents modes opératoires ont varié jusqu'au temps moderne, entre la ponction, la cautérisation, l'incision et l'excision, et la ligature, qui ont été vantées tour à tour par plusieurs praticiens ; aussi la thérapeutique des varices a-t-elle fait peu de progrès jusqu'à l'époque actuelle, où les chirurgiens s'en sont occupés d'une manière toute spéciale. Plusieurs auteurs ont rejeté tous les moyens sanglants mis en usage par les anciens comme très-douloureux, trop dangereux, et suivis d'accidents graves et ayant peu d'efficacité.

Nous voyons Boyer conseiller un traitement palliatif, la compression et les astringents ; il dit cependant qu'il a fait avec succès une fois l'ablation d'une varice, mais il n'engage pas à l'imiter. M. Richerand, l'Éveillé, Delpech, emploient le même traitement.

MM. Roux, Jules Cloquet veulent également qu'on s'en tienne au repos, à la position horizontale, la compression, enfin le traitement palliatif.

Je ne suis pas de l'avis de ces praticiens, et il est généralement reconnu aujourd'hui que tous les moyens qu'on a mis en usage pour arrêter le développement des veines, tels que la compression, les emplâtres fondants, l'application d'eau à la glace, non-seulement n'offrent aucune chance de succès, mais encore sont nuisibles dans quelques cas. En effet, les varices attaquent ordinairement les malheureux ouvriers exposés aux travaux les plus rudes et les plus pénibles. Soit qu'on établisse la compression avec un bandage roulé (qui est très-difficile à bien faire), soit avec un bas lacé en coutil ou en peau de chien; celui-ci ne tarde pas à être souillé par la sueur, et le pus le durcit, excorie les parties molles et amène des ulcères qui, comme chacun sait, sont très-difficiles à guérir. En outre, si on se sert d'un bandage roulé, la jambe se tuméfie dans la journée par la fatigue, fait éprouver des douleurs atroces au malade, qui desserre les bandes. Les veines n'éprouvant plus aucune résistance, font des progrès beaucoup plus rapides, jusqu'à ce que des ulcères occupant tout le membre affecté, rendent le travail impossible.

Cautérisation. — Elle n'est plus employée aujourd'hui; il n'y a qu'un cas où elle serait utile, c'est celui dans lequel il y aurait hémorrhagie à la suite de la rupture d'une varice; mais là encore je crois que la ligature conviendrait mieux.

Ligature. — C'est un moyen qui a été très-vanté par les anciens. Aetius, Paul d'Egine l'ont employé avec succès. Plus tard Béclard l'a pratiqué avec avantage sur un grand nombre de sujets; voici comment il opérait: Il liait la veine avec un fil qu'il passait au-dessous, puis la coupait d'un coup de bistouri. Dupuytren coupait d'abord la veine, et liait le bout inférieur. Ce procédé, qui paraît bon, a été vanté par M. Briquet, qui, sur soixante cas, n'a vu que deux fois survenir des accidents graves. Edv. Home, Högdsen, rapportent des cas d'insuccès, chez lesquels la maladie a fait des progrès; ces reproches ne seraient pas suffisants pour proscrire ce procédé, si on ne voyait arriver à la suite des accidents funestes, tels que la phlébite et la mort; le procédé auquel nous donnons la préférence, n'étant pas exempt dans tous les cas, du blâme de la récidive; personne n'ignore tout le cortége qui accompagne ces opérations, les abcès, les érysipèles phlegmoneux, l'angéioleucite, la phlébite, la résorption du pus; et ce ne sont pas des craintes chimériques qui nous font dire cela; il y a assez de faits dans la science qui le prouvent. M. Cloquet rapporte deux cas dans lesquels la ligature de la saphène a amené la phlébite qui s'est étendue jusqu'à la veine cave inférieure. M. Velpeau, ainsi que plusieurs autres chirurgiens, ont vu les mêmes accidents survenir à la suite de cette opération.

Section. — La section, soit qu'elle ait été faite seule, soit qu'on ait lié la veine en même temps, présente les mêmes dangers que la précédente; seulement la section seule est moins longue et moins douloureuse; mais il y a beaucoup plus de chance pour que la maladie revienne. Il y a deux manières d'opérer; dans la première, que M. Velpeau a beaucoup vantée dans sa *Méd. opératoire*, t. 1er, on divise d'un coup de bistouri la peau et les parois de la veine; la deuxième, qui a été préconisée par Brodie et les chirurgiens anglais, consiste à plonger à plat entre la peau et la veine, la lame d'un bistouri étroit: arrivé au côté opposé de la veine, on tourne le tranchant vers le vaisseau, qu'on coupe en retirant le bistouri, de sorte qu'il n'y a qu'une piqûre à la peau. Ce procédé est blâmé à juste titre par Béclard et M. Breschet, comme pouvant amener l'infiltration du sang dans le tissu cellulaire; ensuite la veine n'étant oblitérée que dans une petite étendue, la dilatation a une très-grande tendance à se reproduire.

MM. Lisfranc et Ricord ont un peu modifié ce procédé, en réséquant les extrémités de la veine qui ne se rétractaient pas au dessous de la plaie, et restaient exposés à l'action des corps extérieurs, de l'air qui pouvait, disent-ils, amener l'inflammation du vaisseau. Sur treize cas opérés par ce procédé et que rapporte M. Ricord, il compte douze succès et un cas de mort seulement.

Excision. — Cette opération est abandonnée depuis longtemps et ne doit pas être employée à cause de la douleur qu'elle produit; elle entraîne les mêmes accidents et à un plus haut degré que les procédés dont nous avons parlé plus haut. C'est d'après cette méthode que fut opéré C. Marius, qui obtint sept fois le consulat ; on conçoit combien une telle opération devait être douloureuse, puisque Plutarque rapporte que Marius, après avoir supporté l'excision à une cuisse sans se plaindre, et même sans se tenir assis, ne voulut pas livrer l'autre au chirurgien, disant que le remède était pire que le mal.

M. Breschet emploie contre le varicocèle la compression au moyen d'une pince qu'il a inventée : il isole les veines du cordon, afin de ne pas comprendre celui-ci dans les mords de la pince, et il serre à volonté au moyen d'une vis, laissant la pince en place jusqu'à ce qu'il se soit formé une escarre, ce qui arrive au bout de sept à huit jours ; la veine et les parties qui la recouvrent s'enflamment, se tuméfient, et se trouvent coupées dans l'étendue d'environ cinq à six lignes. Il en applique deux, l'une à la partie latérale, l'autre à la partie inférieure du scrotum, de manière à intercepter tout à fait le cours du sang. Ce procédé, que j'ai vu réussir dans plusieurs cas, n'est pas sans quelques inconvénients : d'abord il est très douloureux ; on ne pince pas une partie de la peau du scrotum sans occasionner une vive douleur. Quelquefois les malades ne peuvent pas la supporter. Il est assez difficile de maintenir ces pinces en place. Du reste, ce procédé me parait bon, et je n'hésiterais pas à m'en servir, si nous n'avions pas celui de M. Velpeau, qui offre les mêmes avantages sans en avoir les inconvénients.

M. Sanson, en modifiant les pinces de M. Breschet et leur manière d'agir, a appliqué ce mode de traitement aux autres veines, et en a fait une méthode générale. Ce professeur a fait construire des pinces à l'aide desquelles il met en contact les parois des veines dans l'étendue d'un pouce, de manière à déterminer l'inflammation adhésive. Il laisse en place ces pinces pendant deux ou trois jours, mais pas assez serrées ni assez longtemps pour amener le sphacèle des parties comprises entre les mords de la pince. On serre les pinces jusqu'à ce qu'on sente au-dessous de l'endroit pressé des caillots durs qui indiquent que la circulation est interceptée. On voit en quoi ce procédé diffère du précédent. Trois faits recueillis à l'Hôtel-Dieu et publiés par l'interne de M. Sanson, sembleraient démontrer l'excellence du procédé qui doit être, il est vrai, rarement accompagné de symptômes généraux. Mais ces faits sont en trop petit nombre, et les observations me semblent pécher en ce point, qu'on n'a pas suivi les malades et qu'on n'a pu savoir (chose qui est assez probable) si la maladie s'est reproduite, le grand écueil de la plupart des méthodes qui ont été vantées jusqu'à ce jour.

En 1829, 1830 et 1832, M. Velpeau publia le résultat d'expériences qui lui permettaient d'affirmer qu'en traversant les vaisseaux avec une aiguille, un fil, un séton, etc., ou bien en les étranglant sur une épingle, on en produisait l'oblitération comme avec la ligature. De là sont nés plusieurs procédés curatifs divers, que M. Velpeau a cru devoir essayer successivement.

Méthode de M. Davats, de Lyon. — Ce praticien s'est livré à un très-grand nombre de recherches sur l'altération des veines. Il a d'abord fait ses expériences sur des chiens, et n'a jamais vu survenir d'inflammation qui déterminât les accidents graves qu'on observe à la suite de la phlébite. Plus tard, il a répété ses expériences sur l'homme, et il en a obtenu de bons résultats dans quelques cas. Voici en quoi consiste son procédé : il traverse la veine variqueuse avec une aiguille horizontalement et de part en part, puis, avec une seconde aiguille, il perce de nouveau la veine perpendiculairement, de telle sorte qu'elles se coupent à angle droit. Ces aiguilles sont maintenues en croix à l'aide d'un fil. La veine se trouve ainsi percée en quatre points, et ses parois pressées se touchent par leur surface interne. C'est la répétition des expériences de M. Velpeau sur l'acupuncture des vaisseaux. L'inflammation survient, une lymphe coagulable s'épanche sous l'influence des aiguilles, se dépose autour des points irrités, et là à l'abri du cours du sang, fait adhérer les parois de la veine; l'inflammation s'accroît, tend à se débarrasser des aiguilles, qui tombent au troisième jour. Cette méthode, qui paraît bonne au premier abord, n'est pas à l'abri de tout danger; et M. Velpeau, qui l'a employée, l'a vue suivie d'accidents graves qui ont cédé aux émissions sanguines locales et générales.

M. Velpeau a bientôt modifié le procédé adopté par M. Davats. Au lieu d'aiguilles, ce savant professeur passait un fil qui faisait l'effet de séton; il piquait la veine dans un sens, la traversait une seconde fois en sens opposé à quelque distance, et laissait les fils ainsi posés; il en appliquait plusieurs sur le trajet d'une veine dilatée. On voit que ce procédé, employé et beaucoup vanté par M. Fricke, de Hambourg, repose sur la même théorie que le précédent; mais M. Velpeau l'a généralement abandonné comme assez dangereux, quoique sûr dans ses résultats, pour un autre qui me paraît réunir tous les avantages, du moins dans l'état actuel de la science.

Voilà en quoi il consiste : le professeur de la Charité, au lieu de traverser la veine, passe une épingle au-dessous de celle-ci, jette ensuite sur cette aiguille une suture en huit de chiffre, pour comprimer exactement la peau et la veine entre l'aiguille et le fil; il établit ainsi la compression sur les varices de dedans en dehors; il pose plusieurs sutures sur le trajet de la veine de manière à obtenir un plus ou moins grand nombre d'adhérences et une oblitération plus prompte et plus sûre.

(1) L'aiguille amène le gonflement et l'inflammation de la veine, et la section graduée. C'est ordinairement du septième au huitième jour que les épingles tombent, et la cicatrisation a lieu du quinzième au dix-huitième jour. J'ai vu faire cette opération à M. Velpeau, une douzaine de fois, tant sur les varices des membres que sur celles du cordon, et je n'ai jamais vu arriver d'accidents. Dans un ou deux cas il y a eu réaction générale; mais les symptômes se sont amendés bien vite sous

---

(1) J'ai entendu M. Bérard jeune dire à la clinique que, suivant la nature de l'épingle, le degré d'inflammation varie beaucoup. Ainsi une épine amènera une inflammation très-vive, et une aiguille de cuivre ou d'acier introduite dans l'économie y produira très-peu de changement. M. Pelletan leur attribue cet effet, suivant qu'ils sont plus ou moins bons conducteurs de l'électricité.

l'influence d'un traitement approprié, c'est au point que j'ai entendu dire à ce professeur qui n'a pas eu d'insuccès dans tous ces cas, qu'en médecine comme en toute autre chose, ne pouvant pas toujours réussir, il craignait chaque fois qu'il faisait cette opération, que ce ne fût celui-ci qui payât pour les autres. Ceci démontre la bonté du procédé.

Il y a encore dans ce moment trois sujets traités par ce procédé : deux pour le varicocèle, un autre pour des varices aux jambes. Le premier, jeune homme de vingt-deux ans, est déjà guéri depuis quelques jours, et n'est retenu à l'hôpital que par une artrite du poignet. Le deuxième, portant également un varicocèle à gauche, est un serrurier de vingt ans, d'une bonne constitution, qui est entré à l'hôpital d'urgence. Ce jeune homme était très-indocile, à peu près fou, faisait tout ce qu'il fallait pour ne pas guérir, se levait, courait toute la journée, se promenait dans les cours, retardait enfin sa guérison le plus possible, parce qu'il n'était pas enchanté d'aller passer six mois en prison à laquelle il avait été condamné avant son entrée à l'hôpital; il est pourtant sorti malgré tout cela en voie parfaite de guérison. Le troisième, qui est en traitement dans ce moment-ci pour des varices à la jambe, n'éprouve aucune réaction générale, pas de fièvre, pas de douleur locale; on a tout lieu d'espérer que la guérison arrivera comme chez les autres du quinzième au dix-huitième jour. Je ne vois pas quel reproche on pourrait adresser à ce procédé opératoire : l'exécution en est simple et facile, peu douloureuse, tout le monde peut la faire; il suffit de faire un pli à la peau, comprenant la veine dans son épaisseur, et de passer une épingle au-dessous; on applique une ligature en huit de chiffre comme pour la suture du bec de lièvre; le repos pendant quelques jours, un régime doux, et voilà tout. M. Velpeau, depuis trois ou quatre ans qu'il emploie cette méthode, n'a vu revenir à l'hôpital aucun malade chez lequel la maladie eût récidivé. Que de nouveaux faits viennent confirmer les succès déjà obtenus par le praticien! Je ne doute pas que cette méthode, qui offre toute espèce de sécurité, cure radicale, et point d'accidents graves, ne soit adoptée par tous les chirurgiens qui auront des varices à traiter.

« Elle est si simple, si peu dangereuse, dit M. Velpeau, que rien n'em-
« pêcherait de placer jusqu'à dix et quinze épingles sur le même membre,
« si le nombre des varices semblait l'exiger. En supposant qu'il y eût ré-
« cidive, que les varices revinssent, comme il est probable qu'on l'ob-
« servera quelquefois, tout le mal se réduirait à faire subir au malade
« quelques coups d'épingle de plus, et il n'y a pas lieu de croire qu'au-
« cun d'eux fût tourmenté par cette idée. »

PROPOSITIONS.

I.

De tous les moyens connus pour maintenir les fractures, la compression inamovible, qu'emploie M. Velpeau, est celui qui offre le plus d'avantages.

II.

Le meilleur topique dont on puisse se servir dans l'inflammation franche de l'œil est sans contredit la solution de nitrate d'argent.

III.

Si, comme tendent à le prouver les observations de M. Blandin, l'érysipèle de cause externe n'est autre chose que l'inflammation des extrémités radiculaires des vaisseaux lymphatiques, le meilleur traitement à leur opposer serait les saignées locales sur les ganglions. Toutefois, M. Velpeau fait remarquer que, dans les cas cités par M. Blandin, il s'agissait d'angéioleucite et non d'érysipèle proprement dit. J'ai vu trois cas dans le service de M. Bérard jeune qui tendraient à confirmer cette assertion; chez ces malades il y a eu d'abord angéioleucite qui a été suivie d'érysipèle; ce serait un grand pas de fait pour la thérapeutique, car nous ne pouvons nous dissimuler que tous les moyens mis en usage jusqu'à ce jour pour limiter cette maladie en étendue et en profondeur ne soient restés sans succès.

IV.

Dans l'hydarthrose les frictions mercurielles et surtout les vésicatoires volants, recouvrant toute la surface de l'articulation, font quelquefois disparaître le liquide comme par enchantement.

V.

Dans les fractures avec plaie des parties molles, les irrigations d'eau froide, continue, sont de très-bons moyens pour modérer l'inflammation.

VI.

La compression méthodique, bien faite, est un traitement héroïque dans l'engorgement inflammatoire des membres.

VII.

Dans l'hydrocèle de la tunique vaginale, l'injection avec la teinture d'iode est le meilleur astringent qu'on puisse employer; je l'ai constamment vu réussir chez M. Velpeau.

VIII.

La ponction du testicule n'est pas aussi grave qu'on l'a cru jusqu'à ce jour.